AF313719

DE LA VENTE

DES

MÉDICAMENTS VÉTÉRINAIRES

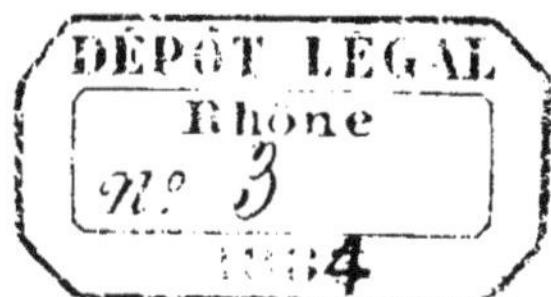

PAR LES

VÉTÉRINAIRES

Par Émile THIERRY

LYON

IMPRIMERIE DE L. BOURGEON

36-38, rue St-Paul, 36-38.

—

1883

DE LA VENTE

DES

MÉDICAMENTS VÉTÉRINAIRES

PAR LES

VÉTÉRINAIRES [1]

I.

Le 9 juin 1883, M. le député Alfred Naquet a donné lecture de son rapport à la commission chargée d'examiner les propositions de loi : 1° de M. Hippolyte Faure, sur l'exercice de la pharmacie ; 2° de MM. Delattre et Frébault, sur la police de la pharmacie. Ce rapport porte à *l'Officiel* le n° 1969, et a paru dans le numéro du 28 juin.

En venant protester contre ce rapport et le critiquer devant vous, je n'entends pas le moins du monde servir des intérêts professionnels particuliers, mais bien défendre les intérêts plus généraux de l'agriculture. C'est à titre de vétérinaire diplômé dans une école française que je présente ces critiques. C'est dire que je ne m'occuperai en aucune façon de l'exercice de la pharmacie au point de vue de la médecine de l'homme.

Qu'a voulu M. Hippolyte Faure ?

Qu'ont voulu MM. Delattre et Frébault ?

Qu'a voulu la commission chargée d'examiner ces projets de loi ?

Qu'a voulu enfin M. Alfred Naquet ?

Les uns et les autres ont visé la loi du 21 germinal an XI (11 avril 1803) dans ce qu'elle a d'obscur, prêtant à des interprétations diverses et pouvant donner naissance à d'interminables procès. A cet égard, ils ont raison ; car plusieurs fois, avec des fortunes différentes, les pharmaciens ont attaqué les vétérinaires. Mais je ne pense pas que les auteurs de ces projets de loi aient voulu simplement protéger une profession ; car si quelqu'un mérite la protection de l'État et de la loi, ce n'est assurément pas le pharmacien qui gagne suffisamment aujourd'hui et qui gagnerait peut-être le double encore si la loi lui assurait le monopole de la droguerie médicinale.

---

[1] Mémoire communiqué à la Société centrale d'agriculture de l'Yonne et au Comice agricole et viticole d'Auxerre.

Depuis 1811, des tentatives nombreuses ont été faites par les députés, les sénateurs, les pairs de France pour modifier la loi du 21 germinal. Des décrets, des ordonnances, des règlements d'administration ont été multipliés dans le même but; ce qui n'a pas empêché la loi de rester aussi obscure et aussi inapplicable dans la majorité des cas où les pharmaciens ont cru voir des délits commis par des personnes étrangères à la pharmacie.

En 1825, la Chambre vota une loi qui fut retirée en 1826 par le gouvernement; en 1847, la Chambre des pairs, sur l'initiative de M. de Salvandy, vota un projet, relatif à l'enseignement de la pharmacie et de la médecine, qui devait être complété par un projet sur l'exercice de ces professions.

Pendant 24 ans il ne fut plus question de la loi du 21 germinal an XI. En 1871, il y eut un projet qui fit fausse route. Il fut renvoyé à la commission de l'enseignement supérieur, qui n'avait pas qualité pour examiner les projets relatifs à l'art de guérir.

En 1872, des membres de l'assemblée nationale : MM. Naquet, Bourgeois, Chevandier, Cochery, Dufay, Gent, de Salvandy, Tallon, Tiersot et Voisin, déposèrent un projet de loi ainsi conçu dans son article unique :

« Une commission de quinze membres sera nommée par les bureaux pour étudier dans leur ensemble toutes les questions qui ont trait à la révision de la législation de l'an XI, en ce qui concerne la médecine et la pharmacie, et pour préparer un projet de loi général sur cette matière. »

Le 15 mars de la même année, M. Tallon déposa, au nom de la 10ᵐᵉ commission d'initiative, un rapport sommaire, mais favorable au projet dont les conclusions furent adoptées par l'assemblée. Une autre commission chargée d'examiner à fond sa proposition de loi fut nommée, et le 20 juin 1872, M. de Salvandy déposait un rapport qui se terminait par le projet de loi :

« ART. I. — Une commission sera nommée dans les bureaux, à l'effet de procéder à la révision de la loi du 19 ventôse et de l'arrêté du 20 prairial an XI, relatif à l'exercice de la médecine, ainsi que de la loi du 21 germinal an XI sur l'enseignement et l'exercice de la pharmacie.

« ART. II. — Elle devra préparer un projet de loi pour régler d'une façon générale, *tout* ce qui se rapporte à l'art de guérir, et spécialement déterminer les conditions d'exercice de la médecine, les conditions d'étude et d'enseignement de la médecine et de la pharmacie.

« Art. III. — Cette commission sera composée de 30 membres, à raison de 2 par bureau. »

Dans tout ce que je viens d'exposer, il n'est pas question de la médecine vétérinaire. Et pas plus ce dernier projet de loi que la loi du 21 germinal an XI et les autres projets n'ont entendu ou daigné s'occuper de la malheureuse médecine des bêtes. Ce n'est certainement pas de la vétérinaire dont a voulu s'occuper l'article 2 du dernier projet en disant : « pour régler d'une façon générale *tout* ce qui se rapporte à l'art de guérir..... » Il a fallu toute la subtilité de l'esprit inventif des inventeurs de panacées, qu'ils débitent au poids de l'or, pour trouver que les divers projets, aussi bien que la loi du 21 germinal an XI, pensaient interdire la vente des médicaments vétérinaires par les vétérinaires.

Ce ne fut que le 21 juin 1873, que l'assemblée délibéra une première fois sur ce projet et qu'elle décida, en raison de son importance, qu'elle ne passerait pas à une seconde délibération. Enfin, pendant 9 ans il ne fut plus question de cette loi, et ce n'est que le 6 juin 1882 que M. Hippolyte Faure est venu au corps législatif faire la proposition qui a motivé le long rapport de M. Naquet.

Le Conseil d'Etat fut alors chargé d'élaborer un projet de loi qui émut les pharmaciens. Ceux-ci, abandonnant leur haute situation scientifique, ne parurent plus dominés que par un esprit de mercantilisme qui ne leur fait pas honneur. Je comprends très bien que chacun doit vivre de son métier. Mais je ne conçois pas que pour donner satisfaction aux membres d'une profession, qui n'est pas plus indispensable qu'une autre, il faille interdire la vente d'un certain nombre de médicaments inoffensifs à quiconque n'est pas pharmacien. Rigoureusement, l'épicier, le confiseur, n'ont pas le droit de vendre du sirop de gomme. Quel mal a jamais fait ce médicament à qui que ce soit ? Quel mal a jamais fait la réglisse, la guimauve, vendues par des épiciers ? Ce produit est le même que celui que débitent les pharmaciens, et le public a l'avantage de le payer moitié moins cher chez ces derniers. Du reste, au projet de loi du Conseil d'Etat, les pharmaciens préfèrent l'état de choses actuel qui leur permet, avec leurs consultations — pas gratuites du tout — de s'enrichir et de vivre de leurs rentes après moins de 20 ans d'exercice de leur art. Ce qu'ont voulu et ce que veulent les pharmaciens, c'est un monopole, et en même temps le droit d'empiéter sur la médecine et la médecine vétérinaire, en ayant un cabinet de consultations, où ils spéculent audacieusement, à leur aise, sur la santé des hommes et des bêtes. Ils y sont en partie arrivés, ainsi que le prouve le rapport Naquet, adopté par la majorité de la commission ; et je suis convaincu que le projet qui découle du rapport sera voté par l'assemblée législative

On ne saurait en douter ; ce projet de loi sera voté comme tant d'autres qui ne touchent pas à la politique générale. Le projet de loi H. Faure, combiné avec le projet Delattre et Frébault, sera voté, inconsciemment, si les intéressés, si l'agriculture la plus intéressée au rejet ne viennent protester....

II.

Mais je reviens à l'exercice de la pharmacie et au rapport de M. le professeur agrégé de la Faculté de médecine de Paris. La commission s'est posée 12 questions, dont quelques-unes seulement ont fixé mon attention, puisque, je l'ai dit, je ne veux traiter le sujet qu'au point de vue de la vente des médicaments par les vétérinaires.

« La pharmacie vétérinaire doit-elle être soumise aux mêmes conditions d'exercice que la pharmacie humaine ? »

Je cite textuellement la partie du rapport qui répond à cette question :

« Malgré une assez vive résistance de la minorité et malgré des réserves de M. le Ministre du commerce, votre commission a jugé la réponse à cette question comme ne pouvant être douteuse, et elle l'a résolue par l'affirmative.

« Si sur ce point, la loi de germinal est muette, c'est que, à proprement parler, la médecine, non plus que la pharmacie vétérinaires, n'existaient au moment où elle fut faite.

« Mais dès 1846, on reconnaissait que les garanties seraient illusoires si, pendant que l'on soumet le pharmacien à des règles très étroites, on laissait au premier venu la faculté de se procurer les substances les plus actives chez le droguiste, sous le prétexte qu'elles sont destinées aux animaux. Aussi l'ordonnance du 29 octobre 1846, sur la vente et le commerce des substances vénéneuses établit-elle que ces substances, lorsqu'elles sont destinées au traitement des animaux, ne peuvent être délivrées que « sur la pres-
« cription d'un vétérinaire breveté. »

« Il est, en effet, bien évident, les médicaments vétérinaires étant les mêmes que les médicaments humains, que si l'on ne faisait pas rentrer ceux-ci dans la règle générale qui en réserve la vente aux pharmaciens, autant vaudrait déclarer que le diplôme est inutile, puisque chacun pourrait se procurer les substances médicamenteuses dont il aurait besoin, ailleurs que dans les officines régulières.

« Il est juste de reconnaître sans doute qu'en réglementant le commerce des poisons en général, l'ordonnance de 1846 a paré à ce danger en ce qui concerne les substances toxiques, et que votre commission s'étant déterminée, contrairement à sa première résolution, à laisser cette ordonnance debout, le danger de laisser libre la pharmacie vétérinaire est moindre qu'il ne le serait si la commission avait persisté dans ses dispositions premières.

« L'argument ne tombe pas cependant. Si, en dehors des substances toxiques, on juge inutile la garantie du diplôme de pharmacien, toute notre loi disparait, et si l'on persiste à considérer ce diplôme comme utile, il n'est pas admissible que l'on fournisse aux citoyens le moyen de tourner, d'éluder la loi, en leur permettant d'acheter au rabais chez l'épicier les substances dont la loi aurait voulu confier exclusivement la vente aux pharmaciens.

« On nous a objecté qu'actuellement ce sont les vétérinaires qui vendent les médicaments dont ils font usage, et que nous allions ainsi les priver d'une importante ressource. Il a été répondu que les vétérinaires avaient un intérêt de premier ordre à être de plus en plus assimilés aux médecins, qu'ils y gagneront en dignité, et que s'il en résulte pour eux quelque perte, ils en seront largement dédommagés par la cessation de la concurrence que leur font actuellement les empiriques, car ôter à l'empirique la vente des médicaments sur lesquels il spécule au détriment de la santé des animaux. c'est l'amener bien vite à abandonner son métier.

« Au surplus nous n'avons à nous préoccuper de l'intérêt des pharmaciens et des vétérinaires que dans la mesure où il se confond avec l'intérêt public.

« Mais l'intérêt public est-il en jeu ? On l'a nié dans votre commission, et M. le Ministre a fait valoir à son tour devant nous. les objections qui avaient été présentées par nos collègues. On nous a dit qu'en réglementant une vente qui, jusqu'ici était libre, nous allions à l'encontre de notre principe de liberté, et qu'il faudrait pour légitimer cette restriction que des abus nombreux eussent été signalés.

« Cette argumentation nous a paru spécieuse. Il nous est impossible en effet de comprendre pourquoi la loi monopoliserait entre les mains des pharmaciens, non seulement la vente des substances toxiques, mais encore celle de tous les médicaments autres que ceux prévus aux articles 12 et 14, si ce monopole était illusoire, et s'il suffisait pour l'éviter de dire que les remèdes que l'on se procure sont destinés aux animaux. Ou le monopole est encore utile, et il faut le rendre effectif en y faisant rentrer la pharmacie vétérinaire, ou il est inutile, et il faut alors le faire disparaître. La conséquence logique de la liberté de vente des médicaments destinés aux animaux serait l'abrogation de toutes les lois relatives à l'exercice de la pharmacie, à l'exception de celle du 19 juillet 1845 et de l'ordonnance du 29 octobre 1846.

« Votre commission n'ayant pas cru devoir s'engager dans cette voie, il était naturel qu'elle adoptât la disposition qui assimile, quant à la vente, les médicaments vétérinaires aux médicaments humains, et qui était réclamée par tous les projets dont elle était saisie, excepté celui du Conseil d'État. C'est ce qu'elle a fait. »

Constatons d'abord la résistance de la minorité à accepter la réponse affirmative à cette première question, et les réserves de M. le Ministre du commerce. Aussi ne douté-je pas que si, au nom de l'Agriculture, les vétérinaires protestent contre cette solution, M. le Ministre de l'agriculture ne s'unisse à son collègue du commerce pour s'opposer au vote de ce projet de loi antilibéral.

La commission et M. Naquet ont fait preuve d'une certaine ignorance, sinon de la matière, du moins de l'histoire vétérinaire, en prétendant qu'en 1803 « à proprement parler, la médecine, non plus que la pharmacie vétérinaires n'existaient. » A ce moment la vétérinaire avait, en France, 41 ans de date ; et dès le premier jour de la fondation des écoles, la pharmacie vétérinaire y était enseignée. En se reportant au-delà du 11 avril 1803, on peut trouver, à partir de 1762, des travaux de vétérinaires qui prouveront quels progrès la nouvelle médecine accomplissait chaque jour. Sans être érudit, on n'a que l'embarras du choix pour citer les travaux importants de médecine, de thérapeutique et de pharmacie vétérinaires livrés à la publicité. A la première heure, Bourgelat s'était entouré, en fondant les écoles vétérinaires, de physiciens, de chimistes et de médecins qui étaient chargés de cet enseignement spécial de la thérapeutique et de la pharmacie vétérinaires. Et ces hommes étaient les célébrités scientifiques de l'époque et s'appelaient : Rouelle, Lavoisier, qui professaient au jardin du roi, et plus tard, Fourcroy, Vicq-d'Azyr, etc...

En 1846, par mesure générale de prudence, et pour parer à l'abus des poisons que venaient de faire quelques criminels célèbres, on interdit la vente des substances vénéneuses à tout autre qu'au pharmacien qui ne pût désormais les délivrer que sur la prescription écrite en toutes lettres, signée et datée, d'un médecin, chirurgien, officier de santé ou d'un vétérinaire breveté — quand il s'agissait de la médecine des animaux.

Mais suit-il de là que les vétérinaires ne puissent vendre des médicaments pour leurs malades ?

Oui, les médicaments vétérinaires sont les mêmes ou du moins doivent être les mêmes que les médicaments humains ; aussi, en général, les vétérinaires qui habitent la ville prennent-ils les médicaments dont ils ont besoin dans leurs clientèles, chez les pharmaciens de la localité, qui d'ailleurs font une remise. Et cela se passe toujours ainsi quand le pharmacien se contente d'être pharmacien et ne donne pas de consultations. Il est vrai de dire que c'est toujours par lui que commence la brouille, car le vétérinaire ne lui fait jamais concurrence.

Je ne comprends pas bien pourquoi, si les vétérinaires, qui ne vendent des médicaments que pour l'usage vétérinaire, continuent à le faire, le diplôme de pharmacien deviendrait inutile. Est-il donc inutile aujourd'hui ce diplôme ? ou bien pense-t-on que, sous prétexte de médecine vétérinaire, les vétérinaires vendent des médicaments *ad usum hominis* ?

L'ordonnance de 1846 n'a voulu que réglementer la vente des poisons. Y a-t-elle réussi ? On pourrait citer nombre de pharmaciens qui ne se gênent nullement pour débiter à dose médicinale, des médicaments inscrits parmi les substances vénéneuses. Et cependant elles ne doivent être délivrées que sur une ordonnance de médecin, chirurgien, officier de santé ou de vétérinaire breveté. D'ailleurs si tel était le but de l'ordonnance de 1846 il est atteint, et l'article 5 du titre II de cette ordonnance a été sanctionné par les tribunaux et particulièrement par un jugement du tribunal d'Argentan en date du 27 mai 1863. Cette ordonnance de 1846 devait surtout avoir en vue de ne pas laisser la manipulation des poisons à des mains inhabiles ou criminelles. Or on sait combien il est facile de se procurer ces substances ailleurs que chez les pharmaciens. Ne peut-on trouver des poisons chez les peintres ? Ne peut-on acheter en effet, sous forme de couleur, des sels de plomb, de cuivre, de baryte, de mercure, etc., etc. ? Pourrait-on citer deux ou trois faits d'empoisonnement par suicide ou par crime avec des substances vénéneuses délivrées par des vétérinaires ? Sans doute cela s'est produit ; mais le toxique n'avait pas été fourni sciemment par les vétérinaires. Pour ma part je connais un suicide, un crime et un accident. Les deux premiers ont été précédés de vol avec effraction ; le troisième a été le résultat d'une imprudence du praticien lui-même qui a été la victime. Je puis citer les noms mais je ne veux pas les écrire. En dehors de ces trois faits, combien s'en est-il produit d'identiques depuis 1846 ?

L'auteur du rapport reconnaît qu'avec l'article 5 de l'ordonnance de 1846 « le danger de laisser libre la pharmacie vétérinaire est moindre. » Moi je prétends qu'il est nul ; à moins qu'on ne veuille enrichir les pharmaciens sans profit pour les propriétaires d'animaux et en leur faisant courir de réels dangers.

L'argument qui consiste à dire « qu'actuellement ce sont les vétérinaires qui vendent les médicaments dont ils font usage » et qu'on va « ainsi les priver d'une importante ressource » est sans valeur. Je suis de l'avis de M. Naquet, mais pour d'autres motifs que lui.

Le rapporteur prétend que « les vétérinaires ont un intérêt de premier ordre à être de plus en plus assimilés aux médecins, qu'ils y gagneront en dignité» et qu'enfin ce sera « la cessation de la concurrence que leur font actuellement les empiriques. »

Et d'abord, la ressource dont la nouvelle loi priverait les vétérinaires est insignifiante, car la vente des médicaments ne produit pas un bénéfice proportionné à l'occupation qu'elle donne. Un vétérinaire, qui se donne la peine de compter, s'aperçoit que le long temps, pendant lequel il attend ses honoraires, enlève bien et au-delà, par l'intérêt perdu du capital déboursé à échéance fixe, les bénéfices qu'il est censé faire sur les médicaments.

Est-ce que jamais la dignité professionnelle a pu être décrétée, promulguée par une loi ? C'est une amère dérision de la part du rapporteur que prétendre que la loi sur l'exercice de la pharmacie donnera de la « dignité » au vétérinaire. Les pharmaciens, dont la seule occupation doit être de préparer et vendre des médicaments, ont donc bien peu de dignité ? Ils seraient doublement indignes si à la vente des médicaments à l'usage de l'homme on leur ajoutait le monopole des médicaments vétérinaires. On a de la dignité de par soi, de par sa valeur, de par les services rendus, mais jamais de par une loi quelle qu'elle puisse être.

Quant à faire cesser la concurrence de l'empirisme, je dénie formellement ce pouvoir à la loi H. Faure, si elle est votée ; car les empiriques trouveront toujours des pharmaciens pour leur vendre des médicaments. Une corporation qui fait abnégation de sa dignité au profit de ses intérêts particuliers, qui se soucie assez peu de l'intérêt général pour demander un monopole qui ne peut profiter qu'à elle au détriment de l'agriculture, comme le fait l'honorable association des pharmaciens, peut bien éluder la loi. Les pharmaciens le font malgré l'ordonnance de 1846, ils le feront également si le projet de loi est voté par le Parlement.

L'intérêt public est-il en jeu? dit le rapport. Oui, je le reconnais, mais je ne conçois pas l'intérêt public comme le comprennent les auteurs de ce projet de loi de privilège. Il y a évidemment un intérêt général grand à laisser la vente des substances toxiques aux seuls pharmaciens ; mais il y a un intérêt public très grand aussi à laisser les vétérinaires vendre les médicaments pour l'usage de leurs malades. Il est certain que les vétérinaires vendent les médicaments moins cher que les pharmaciens. Cela est forcé étant données les doses considérables administrées. A cet égard, il n'y a pas le moindre doute, l'agriculture perdra au monopole laissé aux pharmaciens. Le vétérinaire, bénéficiant d'une part sur ses visites, d'autre part sur ses médicaments, a le pouvoir de céder ceux-ci à un prix inférieur au prix de vente des pharmaciens.

Imaginez un vétérinaire appelé à 4 ou 5 kilomètres seulement de son domicile, pour un cheval atteint de coliques, ou de toute autre maladie nécessitant une prompte médication, — les maladies du cheval ont en général une marche extrêmement rapide — obligé d'envoyer chercher les médicaments chez les pharmaciens de la ville, il sera forcé d'attendre une heure et quelquefois deux heures, car les paysans n'ont pas toujours des chevaux à leur service, pour attendre que le commissionnaire soit revenu. Pendant ce temps l'animal pourra succomber. Si le malade se trouve dans un village, on pourra peut-être encore rencontrer quelques révulsifs, quelques agents immédiatement utiles ; mais s'il est dans une ferme isolée on pourra n'avoir absolument rien à sa disposition. Enfin le vétérinaire sera obligé de perdre deux ou trois heures de son temps, souvent précieux, dans une longue attente, puisqu'il faut qu'il administre ou qu'il applique lui-même le remède. Qui ne sait en effet que la thérapeutique vétérinaire est plus difficile et plus compliquée que la thérapeutique appliquée à notre espèce ? L'art d'administrer ou d'appliquer les médicaments aux animaux est une partie importante de la médecine vétérinaire ; et il est très difficile, pour ne pas dire impossible, de trouver des gens qui sachent, sans péril pour le malade et pour eux-mêmes, faire prendre un breuvage, un bol ou un électuaire. Le praticien sage ne confiera pas davantage à une main inexpérimentée, l'application d'un vésicatoire qui peut amener des tares irréparables et quelquefois même des accidents mortels : gangrène, empoisonnement, par exemple. Le vétérinaire n'a pas le droit, sans commettre la faute lourde professionnelle, de ne pas administrer lui-même, dans la majorité des cas, le remède qu'il prescrit. Or, s'il en est ainsi, je ne vois pas comment il pourra se contenter d'une simple prescription même écrite. Si cet article 1er, du projet de loi, présenté par la commission dont dont M. Naquet est le rapporteur, est voté, c'en est fait de la médecine et des écoles fondées par l'avocat de Grenoble ; c'en est fait de la médecine des bêtes véritablement utile et économique telle que l'avait comprise Bourgelat ! Le vétérinaire ne pourra donc plus comme aujourd'hui, dans l'immense majorité des cas, emporter lorsqu'il sera appelé, une ou plusieurs préparations qu'il jugera, *à priori*, devoir être utiles d'après les renseignements fournis par le propriétaire qui le demande. Il s'en suivra une perte de temps pour le malade, une perte de temps et d'argent pour l'agriculteur qui sera obligé de faire peut-être 8, 10 ou 12 kilomètres, souvent plus, pour aller à la ville faire préparer l'ordonnance du praticien. Ce dernier qui ne peut pas, comme le médecin, multiplier ses visites parce qu'il ne doit pas grever le capital, n'ayant pas le droit d'avoir avec lui le médicament utile — il ne peut le vendre — pour l'application d'un pansement, sera forcé d'ajourner son traitement jusqu'à ce que le propriétaire en soit pourvu. Si, au lieu d'ajourner, le vétérinaire aime mieux attendre, il augmentera nécessairement le prix de son voyage en raison du temps perdu. Dans un cas comme dans l'autre, c'est une perte d'argent pour le propriétaire. Il est donc dans l'intérêt du cultivateur que le vétérinaire vende les médicaments nécessaires au traitement des animaux malades.

Il y a encore un argument bien puissant qui milite en faveur de la vente des médicaments vétérinaires par les vétérinaires. Si un vétérinaire fait une prescription composée de substances vénéneuses, le client ira la faire exécuter par le pharmacien. Il est extrêmement difficile de ne prescrire que la quantité indispensable ; si donc le malade n'absorbe pas tout le poison, il en restera une quantité plus ou moins considérable entre les mains du propriétaire. Je ne veux suspecter la moralité de personne ; mais enfin n'est-ce pas une contravention à l'ordonnance de 1846 que de laisser ainsi des substances vénéneuses entre les mains du premier venu ? Et puis, ce médicament en excès est une perte sèche, pour le cultivateur, perte qui doit s'ajouter à celle occasionnée par la maladie ou la mort de l'animal. Si au contraire le médicament est fourni par le vétérinaire, celui-ci reprend toujours le remède dont on n'a usé qu'une partie ; et en même temps qu'il fait une économie à son client, il ne lui laisse rien de dangereux. Il ne faut pas oublier, qu'à côté du propriétaire il y a des domestiques, des enfants surtout qui peuvent fouiller dans un placard et s'approprier le poison. C'est là que réside le danger qu'un vétérinaire prudent sait toujours éviter. Eh bien ! je le demande : si le vétérinaire reprend le médicament ou une partie seulement du médicament qu'il a fourni, le pharmacien en fait-il autant, peut-il même en faire autant ?

Sans doute les vétérinaires ne sont pas pharmaciens et ils n'ont pas la prétention de l'être ; mais ils ont la prétention légitime de connaître la pharmacie vétérinaire. Ils étudient la matière médicale et savent, aussi bien que pas un pharmacien, les effets physiolo-

giques et thérapeutiques des médicaments. Pendant deux années
ils sont exercés, sous l'œil d'hommes instruits et compétents, aux
manipulations pharmaceutiques, ainsi qu'en justifie le diplôme délivré après l'examen qui termine la quatrième année d'études.
Voici d'ailleurs les termes du diplôme : « Le Jury, après avoir in-
terrogé M...... sur toutes les différentes branches de la médecine
des animaux domestiques, et lui avoir fait pratiquer plusieurs opé-
rations tant chirurgicales que *pharmaceutiques*, a reconnu qu'il
était en état de remplir les fonctions de vétérinaire. » On peut
ajouter que les Écoles vétérinaires ont tout sous la main pour expé-
rimenter les drogues simples ou composées, les médicaments nou-
veaux ou connus dès longtemps. Un jugement intéressant et dont
je vais parler un peu plus loin a reproduit, parmi les considérants,
les termes du diplôme de vétérinaire que je viens de citer.

En examinant en détail le rapport de M. Naquet, il est facile de
constater qu'il est tout à l'avantage des pharmaciens et que l'intérêt public n'a rien à y gagner. On trouve, sous la rubrique de la
sixième question, que les pharmaciens seront libres de délivrer
tous les médicaments qui ne sont pas classés dans la catégorie des
poisons. C'est-à-dire que les pharmaciens auront le droit de consul-
tation et de faire ainsi concurrence au médecin et au vétérinaire. »
A cela, le rapporteur ne trouve pas de « graves inconvénients ». Eh
bien! je n'hésite pas à le dire : la commission paraît avoir trop peu
souci de l'intérêt général. Le projet de loi, comme le rapport,
laisse aux pharmaciens, absolument ignorants des choses de la médecine, le droit de vendre des médicaments sans ordonnances. C'est,
je le répète, les autoriser à donner des consultations toujours plus
productives que celles du médecin ou du vétérinaire. Nous savons
et nous pouvons citer des accidents occasionnés par des pharmaciens qui vendent des médicaments sans ordonnances. Ne voyons-
nous pas chaque jour des pharmaciens délivrer un savon de plomb,
une mixture opiacée pour certaines plaies que le médecin n'a pas
vues ? J'ai été témoin d'un empoisonnement par cette dernière
préparation appliquée, d'après l'avis du pharmacien qui la vendait,
sur un ulcère variqueux chez une femme. Ne voyons-nous pas
chaque jour des pharmaciens poursuivis et condamnés pour la faute
lourde professionnelle ? Je pourrais citer des faits, dont un relatif
à un pharmacien de Bar..... qui était bien un des hommes
les plus érudits, les plus remarquables que j'aie connus. Ne voyons-
nous pas chaque jour des pharmaciens confier leur pharmacie à
leur femme ou à des élèves inexpérimentés ? Si les condamnations
sont nombreuses pour ces délits ou quasi-délits, elles le sont moins
que les faits qui les méritent. Combien, à côté, peut-on citer d'acci-

dents résultant de **la vente** des médicaments vétérinaires **par les** vétérinaires ?

Je sais bien que le métier de pharmacien attache singulièrement celui qui en vit ; mais c'est à lui à ne pas l'exercer. Et puisqu'il a librement choisi sa profession, il ne peut dans aucun cas, abandonner sa pharmacie pour une partie de chasse ou une partie de pêche. Qu'il ferme son officine, ce sera plus simple.

Oui, le vétérinaire vend des médicaments, mais il les administre lui-même pour des cas déterminés qu'il est capable d'apprécier ; tandis que le pharmacien vend des médicaments sans ordonnance, pour des maladies qu'il ne connait pas ou qu'il suppose. Je dénie formellement au pharmacien, s'il n'est médecin ou vétérinaire, la connaissance de cette partie importante des sciences médicales qu'on appelle le diagnostic.

III.

Qu'il me soit permis de citer quelques articles du projet de loi :

« Article 1er. — Nul français ou étranger ne peut exercer la profession de pharmacien, soit qu'il s'agisse de médecine humaine, soit qu'il s'agisse de médecine vétérinaire s'il n'est pourvu d'un diplôme de pharmacien obtenu en France ou dans une des colonies françaises ayant une école de médecine et de pharmacie, et s'il n'a rempli les formalités prescrites par la loi.

. . . .

« Art. 7. — Toute association entre un pharmacien et un médecin ou un vétérinaire, dans le but d'exploiter une officine ou de vendre un médicament quelconque, toute convention par laquelle un médecin ou un vétérinaire retirerait quelque gain ou profit sur le prix des médicaments vendus par le pharmacien, toute entente entre les dites personnes sont formellement prohibées.

« Est également prohibé l'exercice simultané de la médecine et de la pharmacie, même aux personnes qui seraient pourvues du double diplôme, sauf l'exception prévue à l'article suivant.

« Art. 8. — En cas de péril urgent, et aussi dans tous les cas où il n'y a pas de pharmacien ayant officine ouverte à une distance de 6 kilomètres du domicile du malade, les médecins peuvent fournir des médicaments à leurs clients, mais sans avoir le droit de tenir officine ouverte.

« La même exception sera applicable aux vétérinaires, dans les mêmes conditions.

. . . .

« Art. 11. — Nul autre que le pharmacien ou les personnes dûment autorisées par la présente loi, ne peut tenir un dépôt, vendre ou distribuer au détail, pour l'usage de la médecine, aucune préparation, tant simple que composée, destinée à l'homme ou aux animaux et à laquelle on attribue des propriétés médicinales ou curatives, non plus qu'en annoncer la vente par la voie des journaux, brochures, prospectus ou autrement.

« Art. 12. — Peuvent néanmoins être librement vendus les médicaments simples, d'un usage courant, d'une manipulation et d'une administration qui sont sans danger, dont la nomenclature sera insérée au *Codex*.

« Art. 13. — La fabrication et le commerce en gros des drogues simples et des produits chimiques destinés à l'usage de la médecine sont libres. Mais il est interdit à toutes les personnes faisant ce commerce ou se livrant à cette fabrication, de débiter et de livrer directement aux consommateurs aucunes drogues ou préparations pharmaceutiques autres que celles dont il est parlé à l'article 12.

. . . .

« Art. 17. — Il sera publié tous les dix ans une édition d'un formulaire officiel ou *Codex*, rédigé en langue française et en langue latine.

« Le *Codex* renfermera :

« 1° Les formules et le mode de préparation des médicaments les plus employés dans la médecine humaine et vétérinaire dont la vente bénéficiera de l'exception prévue au paragraphe 1 de l'article 9 ;

2° La liste des substances simples, toxiques, désignées dans le décret du 8 juillet 1850, ou qui le seront dans le règlement prévu à l'article 21 de la présente loi et dans les décrets qui pourraient intervenir par la suite ;

« 3° La liste des plantes et préparations désignées aux articles 12 et 13 dont la vente sera libre.

« Une commission permanente instituée près du ministre de l'instruction publique et du commerce, sera chargée de la rédaction du *Codex*, et, s'il y a lieu, de la publication des fascicules annuels.

« Cette commission sera composée en nombre égal de professeurs de facultés de médecine, de professeurs des écoles supérieures de pharmacie, et de pharmaciens tenant une officine. Deux vétérinaires en feront également partie.

« Tout pharmacien devra être pourvu de la plus récente édition du *Codex* et de ses suppléments.

« Une nouvelle édition du *Codex* sera publiée dans une période d'un an à partir de la promulgation de la présente loi.

« Art. 18. — Toute infraction aux dispositions de la présente loi sera punie d'une amende de 16 francs à 3.000 francs, et ce, sans préjudice des pénalités de droit commun en cas de crime ou de délit.

« L'article 463 du code pénal sera applicable dans tous les cas. »

L'article 1er se passe de commentaires aussi bien que l'article 7. J'arrive à l'article 8 qui permet aux vétérinaires de fournir des médicaments à leurs clients quand il n'y a pas d'officine ouverte dans la distance de 6 kilomètres entre le domicile du pharmacien et celui du client. Ainsi à 5 kilomètres 999 mètres, le vétérinaire n'aura pas le droit de fournir séance tenante de l'élixir calmant, de l'éther, du laudanum pour un cheval atteint de coliques, d'indigestion, toujours promptement mortelles chez les solipèdes. Il n'aura pas davantage le droit d'administrer immédiatement, en les prenant dans le coffre de sa voiture, soit de l'ammoniaque, soit une potion chlorhydrique à une vache atteinte de tympanite, d'indigestion gazeuse qui peut la tuer en quelques minutes.

Cet article dit encore : « en cas de péril urgent ». Mais qui sera juge de l'urgence ! N'est-ce pas une porte ouverte à la chicane ? N'y a-t-il pas là un moyen d'éluder la loi ? On ne peut pas être plus léger ? Ne pourrait-on aussi trouver singulier que si le vétérinaire connaît assez la pharmacie pour vendre des médicaments à 6 kilomètres du pharmacien, il en soit ignorant et ne puisse délivrer des médicaments quand il n'est plus qu'à 5 kilomètres 999 mètres du pharmacien ? Cet article est tout simplement la condamnation de la pharmacie et l'aveu implicite qu'elle est utile peut-être, mais pas indispensable.

L'article 11 n'est que le développement de l'article 1er. Passons à l'article 12. Cet article ne laisse-t-il pas une latitude exorbitante au pharmacien, qui, je le répète, ne sait pas et ne peut pas savoir si le médicament qu'il délivre — parce qu'il est d'un usage courant — ne tuera pas le malade. N'avons-nous pas vu des gens s'empoisonner avec du nitrate de potasse délivré sans ordonnance par un pharmacien ? Un individu entre dans une pharmacie et dit : « Je désire 30 grammes de sel de nitre pour ma vache ». Sans hésiter on lui délivre le médicament « d'un usage courant » qui, inoffensif pour une vache à cette dose est suffisant pour tuer un homme ; tandis que le vétérinaire ne le délivrera qu'à bon escient et si le malade en a véritablement besoin. Enfin,le pharmacien est-il médecin ? est-il vétérinaire ? à supposer qu'il ait le double titre de pharmacien et de médecin ou de vétérinaire, la loi ne lui interdit pas moins l'exercice simultané de deux professions. J'avoue que je ne m'explique pas cette interdiction. En général, du reste, les pharmaciens ne sont que pharmaciens ; et sans vouloir les offenser, car je compte beaucoup d'amis dans cette profession, je prétends qu'ils sont absolument ignorants des choses de la médecine, de la clinique et de la thérapeutique. *Suum cuique.*

Par l'article 13, les droguistes n'ont plus le droit de vendre des médicaments aux médecins et aux vétérinaires. Ils n'en vendront plus, ce n'est pas douteux, car les médecins et les vétérinaires qui respectent scrupuleusement la loi ne demanderont plus à en acheter. Mais si les industriels qui fabriquent et les commerçants qui vendent des produits chimiques à l'usage de la médecine n'en vendent plus aux praticiens diplômés, ils en vendront certainement aux empiriques qui, sans scrupule, en demanderont aux voyageurs en droguerie. Et ceux-ci ne verront autre chose que leur chiffre d'affaires sans se préoccuper de la loi. Ce sera ainsi sans aucun doute : et alors que deviendra la loi H. Faure ?

Par l'article 17, on constitue la commission permanente chargée de la rédaction du *Codex*. On peut juger dans quelle minorité on y admet les vétérinaires. Tandis qu'on prend « en nombre égal », des professeurs de facultés de médecine et d'écoles supérieures de pharmacie, on ne prend pas un seul professeur des écoles vétérinaires.On dit bien « que deux vétérinaires » — qui pourront être professeurs — « en feront également partie », mais il n'est pas dit que ces deux vétérinaires seront des professeurs. Pourquoi cette flagrante inégalité? Pourquoi ne pas admettre, dans cette commission permanente, et des professeurs et des praticiens, médecins, pharmaciens et vétérinaires ?

La sanction exprimée par l'article 18 est singulière. Comment ! indépendamment des pénalités de droit commun, on peut infliger pour un délit, le plus souvent inoffensif et qui ne porte préjudice qu'à un individu, une amende de 16 fr. à 3,000 fr. Pourquoi cette différence entre les extrêmes?

IV.

De tout temps les pharmaciens ont été des gens très remuants. Témoin les procès qu'ils ont intentés à de malheureux vétérinaires qui n'en pouvaient mais. Qu'il me soit permis de faire une simple revue rétrospective par laquelle on pourra juger la valeur de mon assertion relative à l'agitation des pharmaciens.

Le premier procès à enregistrer remonte à 1839. — Durand, pharmacien à Arpajon, contre Caramija, vétérinaire de la même ville. — C'est le 20 février de cette même année que le tribunal de Corbeil rendit le jugement qui mérite d'être cité :

« Considérant que les lois et ordonnances sur l'exercice de la médecine et de la pharmacie ont toutes pour objet la conservation publique ;

« Que l'art de la médecine ne concerne que le traitement des maladies dont peut être affligé le corps humain ;

« Que les pharmaciens doivent, pour leurs préparations, se conformer au code pharmaceutique publié en exécution de l'ordonnance du roi du 10 août 1816 ;

« Que la loi du 11 avril 1803 (21 germinal an XI) n'interdit que le débit des drogues et préparations médicamenteuses au poids médicinal ;

« Considérant que les écoles vétérinaires ont été instituées pour former des hommes capables d'exercer avec succès la médecine des animaux domestiques ;

« Que les élèves de ces écoles apprennent non-seulement la théorie, mais encore la pratique de la pharmacie vétérinaire ;

« Que les doses et la qualité (1) des médicaments à préparer pour les animaux diffèrent essentiellement des doses et qualités des médicaments à administrer à l'homme et ne sont pas indiquées par le code pharmaceutique ;

« Considérant qu'en médecine et en pharmacie les remèdes secrets sont formellement interdits, tandis qu'ils ne sont nullement défendus en médecine vétérinaire ;

« Considérant que l'exercice de la médecine et de la pharmacie est un délit de la part de ceux qui ne sont pas porteurs de diplômes, mais que la médecine et la pharmacie vétérinaires, n'offrant pas les mêmes dangers dans l'administration des remèdes, n'ont pu éveiller au même point la sollicitude du législateur ;

« Que si le grade de vétérinaire donné aux élèves reçus par le jury d'examen des écoles est une garantie pour les propriétaires d'animaux, il n'est cependant pas interdit à toute personne qui veut s'en occuper d'exercer la médecine des animaux, car aucune loi ne déclare que cet exercice constitue soit un délit, soit une contravention ;

---

(1) C'est une grave erreur de croire que la qualité des médicaments vétérinaires doit être inférieure à celle des médicaments destinés à l'homme. On a bien souvent des mécomptes et des insuccès avec des médicaments médiocres. Le plus cher est toujours le meilleur marché

« Considérant qu'il résulte de ces considérations que le droit exclusif attribué aux pharmaciens de préparer et de vendre des médicaments ne peut s'entendre que des médicaments qui concernent le traitement du corps humain ;

« Que la préparation des médicaments destinés aux animaux n'est pas interdite aux vétérinaires et ne saurait constituer de leur part le délit d'exercice illégal de la pharmacie ;

« Sans qu'il soit besoin d'examiner si Caramija a ou non vendu des médicaments destinés aux animaux :

« Déclare Durand mal fondé dans sa demande et le condamne aux dépens. »

Je ne fais que signaler ces considérants si bien déduits. Tout commentaire ne pourrait que les amoindrir. Les magistrats qui siégeaient à Corbeil en 1839 ont donné une saine appréciation des lois et règlements qui régissaient alors la pharmacie.

Le 19 août de la même année, cette affaire fut appelée devant la Cour de Paris qui confirma la sentence des premiers juges.

Les pharmaciens, qui s'étaient solidarisés pour ce procès, n'ont pas osé affronter la Cour de cassation. C'est bien regrettable, car, outre que la jurisprudence aurait été définitivement fixée, peut-être ne verrions-nous pas aujourd'hui l'enfantement de ce projet de loi anti-libéral.

L'Académie de médecine devant laquelle, à la suite du procès de Corbeil, furent portées les doléances des pharmaciens, répondit par un vœu tout platonique qui laissait les choses en l'état.

Le Congrès médical de Paris sembla enfin leur donner gain de cause en formulant les vœux :

« 1º Que l'art vétérinaire ne puisse être exercé en France que par des hommes instruits dans les écoles vétérinaires et pourvus de diplôme ;

« 2º Que les vétérinaires ne puissent tenir et vendre des médicaments que dans les mêmes circonstances que les médecins ou officiers de santé. »

On sait en effet que les médecins ne peuvent vendre des médicaments que lorsqu'il n'y a pas de pharmacien dans les localités où ils exercent.

Ce qui ôte à ces vœux toute leur valeur, toute leur impartialité, c'est que, dit Tabourin, (1) les pharmaciens formaient la majorité de la section qui les a formulés et émis.

---

(1) TABOURIN. — *Nouveau Traité de matière médicale, de thérapeutique et de pharmacie vétérinaires.* Paris 1866. Tome deuxième, page 634.

V.

En 1863, deux pharmaciens, MM. Burin et Legoux, ont attaqué M. Passe, vétérinaire à Putanges, pour vente de médicaments composés destinés aux animaux malades. Le Tribunal de première instance d'Argentan a rendu, le 27 mai 1863, un jugement dans lequel il est dit :

« Que les vétérinaires ont le droit de détenir, composer et vendre toutes les préparations pharmaceutiques ne contenant pas de substances vénéneuses, inscrites ou non au *Codex*, et destinées à la médication des animaux confiés à leurs soins ;

« Mais qu'il leur est interdit de détenir et de composer des préparations pharmaceutiques consistant en poisons purs ou contenant des substances vénéneuses ; que pour les préparations de ce genre, qu'elles soient magistrales ou officinales, ils doivent, comme les médecins, s'adresser aux pharmaciens, qui seuls sont autorisés à un débit de cette nature. »

Ce jugement a été frappé d'appel, et jusqu'à présent la question est restée en suspens faute de nouvelle décision judiciaire.

Ce jugement du tribunal d'Argentan peut être considéré comme une interprétation abusive de l'article 5 de *l'ordonnance du 29 octobre 1846, portant règlement sur la vente des substances vénéneuses* dont j'ai déjà parlé. Quand le rédacteur de cette ordonnance a écrit : « La vente des substances vénéneuses ne peut être faite, pour l'usage de la médecine, que par les pharmaciens et sur la prescription du médecin, chirurgien, officier de santé ou d'un vétérinaire breveté », il a voulu que personne en dehors des pharmaciens et des hommes initiés aux choses de la médecine ne pût manipuler ces médicaments dangereux ; mais il n'a pas voulu autre chose. Et de fait, un médecin habitant une localité où il n'y a pas de pharmacien peut détenir et vendre des substances vénéneuses ; et de même le vétérinaire partout où il exerce. D'ailleurs il serait impossible que le vétérinaire ne détînt ni ne vendît pas de poisons, de même qu'il serait impossible qu'il ne fît pas de préparations renfermant des substances toxiques. Les préparations vétérinaires sont plutôt extemporanées qu'officinales ; et à chaque instant, séance tenante, à la campagne, le vétérinaire prépare un breuvage calmant, c'est-à-dire opiacé, un liniment révulsif ou vésicant quelconque, c'est-à-dire renfermant de la teinture de cantharides, de l'huile de croton-tiglium, etc., etc. Or, s'il n'avait ces substances avec lui, je vous le demande, lui serait-il possible d'exercer sa profession ?

VI.

Je me résume dans les conclusions suivantes que j'ai l'honneur de soumettre à l'appréciation de votre Société :

Le vétérinaire est apte à vendre et à préparer les médicaments dont il se sert ; ses études et son diplôme en sont une garantie.

La médecine vétérinaire doit être essentiellement économique. Le but à atteindre doit être : 1º de sauvegarder le capital représenté par l'animal malade en employant tous les moyens qui sont à la portée du vétérinaire ; 2º diminuer le moins possible la valeur de ce capital en ne faisant que les visites strictement nécessaires et en employant des médicaments dont la préparation est connue du vétérinaire, la composition et l'efficacité plus certaines et le prix moins élevé ; 3º sauvegarder le capital travail en évitant toute perte de temps.

Si la Société admet ces conclusions, j'ai l'honneur de lui demander de vouloir bien émettre le vœu :

Qu'avant d'être soumis au vote du parlement le projet de loi H. Faure, Delattre, Frebault et A. Naquet soit étudié par une commission extra-parlementaire composée de pharmaciens, médecins, agriculteurs et vétérinaires.

Puis ajouter :

Qu'en votant le projet de loi tel qu'il est présenté à la suite du rapport de M. Alfred Naquet, la Chambre des députés et le Sénat porteraient un préjudice réel et irréparable à l'agriculture et en particulier à la moyenne et à la petite culture.

Je demande en outre que ce vœu soit adressé en triple expédition à M. le Préfet du département de l'Yonne. Une de ces expéditions restera à la Préfecture ; les deux autres seront, par les soins de M. le Préfet, transmises à MM. les Ministres du Commerce et de l'Agriculture.